AF358172

ANALYSE

DE L'EAU MINÉRALE D'AULUS (ARIÉGE)

SOURCE DE MM. CALVET ET LAPORTE.

Extrait des Mémoires de la Société des Sciences Physiques et Naturelles
de Toulouse.

(DE LA PAGE 22 A LA PAGE 26).

ANALYSE

DE L'EAU MINÉRALE D'AULUS (ARIÉGE), SOURCE DE MM. CALVET
ET LAPORTE ;

Par M. E. FILHOL.

MM. Calvet et Laporte ont découvert dans ces derniers temps
sur leur propriété, située auprès de l'ancien établissement
thermal d'Aulus, plusieurs sources qui, par l'ensemble de
leurs propriétés, paraissent être de la même nature que celles
qu'on utilise dans ce dernier.

Les sources qui alimentent le nouvel établissement thermal
de MM. Calvet et Laporte ont été captées dans une galerie
creusée au pied de la montagne où jaillissent les sources de
l'ancien établissement, et à quelques mètres de ces dernières.

Parmi ces eaux il en est qui naissent dans les attéris-
sements ; d'autres, et ce sont les plus abondantes, naissent au
sein même d'une roche compacte dont je ferai connaître
bientôt la nature.

La source la plus importante, qui est utilisée pour l'entre-
tien de la buvette et des bains, a été captée au fond de la
galerie, à une profondeur de 45 mètres environ. Elle jaillit
dans une roche compacte, tapissée de magnifiques cristaux de
gypse qui ont été, par erreur, signalés dans un rapport récem-
ment lu à l'Académie de médecine, au nom de la Commission des eaux minérales, comme formés de carbonate de
chaux.

MM. les membres de la Commission n'ont certainement pas
eu sous les yeux un échantillon de ce gypse, et ont reçu un
renseignement inexact dont j'ignore l'origine.

Ces cristaux parmi lesquels il en est qui ont deux décimètres de longueur sont recouverts, ainsi que la roche elle-même, d'une couche très-mince d'argile douce et onctueuse au toucher; une partie de l'argile est emprisonnée dans la masse de quelques uns d'entr'eux. Ils ont été incontestablement formés par l'eau minérale elle-même, antérieurement aux travaux de recherche qui ont facilité son écoulement.

L'eau minérale ne trouvant pas une issue facile s'évaporait lentement au sein des terres qu'elle humectait, y déposant le sulfate de chaux dont elle ne tardait pas à être saturée. Une partie de ce sel cristallisait aussi à la surface des parois de la cheminée d'ascension de l'eau. De nombreux cristaux de gypse ont été trouvés, en effet, au sein même des terres qu'on a dû extraire pour creuser la galerie, la terre a été agglutinée par le sulfate de chaux.

Cette formation de gypse à l'époque actuelle, par l'évaporation d'une eau minérale, est un fait très-intéressant.

Indépendamment de l'argile qui tapisse la roche, et salit par places les cristaux de gypse, ces derniers présentent à leur surface du sexquioxyde de fer hydraté.

On a trouvé dans la galerie deux sortes de roches : l'une est un schiste de couleur grise, légèrement verdâtre, doux au toucher; l'autre est une brèche dolomitique pénétrée sur divers points par le schiste dont je viens de parler. Cette dolomie, dure, compacte, contient du carbonate de protoxyde de fer. On remarque aussi sur certains points de petits cristaux de pyrite. Elle est visiblement corrodée dans les points où elle subit l'action continuelle de l'eau minérale, et fournit à celle-ci du carbonate de chaux, du carbonate de magnésie, et du carbonate de protoxyde de fer.

Un échantillon de cette roche pris dans la cheminée d'ascension de la source de la buvette a donné à l'analyse :

Carbonate de chaux.........................	45
Carbonate de magnésie.....................	39
Carbonate de protoxyde de fer...............	2
Résidu insoluble dans l'acide chlorhydrique.....	14
	100

Le résidu insoluble se compose en partie de débris du schiste dont il a été question plus haut, en partie d'argile semblable à celle qui tapisse la roche et dont l'origine, comme on voit, ne saurait* être douteuse.

L'eau de la source de la buvette, dont je vais m'occuper maintenant, est limpide, incolore ; elle a une saveur styptique ; elle se colore sur-le-champ en violet quand on y verse une solution de tannin, et en bleu clair quand on la mêle avec une dissolution de cyanure rouge de potassium et de fer ; elle décolore le permanganate de potasse et réduit lentement les sels d'or. Elle ramène au bleu le tournesol rougi.

Sur toute l'étendue de son trajet dans l'intérieur de la galerie, et même au dehors, cette eau minérale laisse déposer un sédiment ferrugineux très-abondant. Ce sédiment est essentiellement composé de sesquioxyde de fer hydraté, de carbonate de magnésie et d'argile. Un échantillon de ce dépôt que j'avais recueilli sur le sol de la galerie renfermait :

Sesquioxyde de fer	12,850
Carbonate de chaux	0,200
Carbonate de magnésie	0,320
Argile	47,250
Sable	22,500
Arsenic	0,005
Eau et matière organique	16,875
	100,000

Un kilogramme d'eau de la source de la buvette contient :

Acide carbonique libre	0,0641
Bicarbonate de chaux	0,0568
— de magnésie	0,1073
— de protoxyde de fer	0,0084
— de lithine	traces
— de manganèse	traces
Sulfate de chaux	1,9423
— de magnésie	0,1020
— de potasse	0,0220
— de soude	0,0448
— de strontiane	traces

Chlorure de sodium..................	0,0028
Silice	0,0150
Ammoniaque (bicarbonate?)..........	0,0027
Acide phosphoriqne (phosp. de chaux) .	traces
Arsenic......................	traces
Matière organique..................	traces
Cuivre (sulfate?)..................	traces
	2,3682

Un litre d'eau sature 0,101 d'acide sulfurique.

La composition qui précède satisfait, à très-peu de chose près, à cette condition.

Le groupement des acides et des bases que je propose me paraît rationnel, car les bases les plus fortes sont combinées avec les acides les plus énergiques, ce qui doit être, si l'on s'en rapporte aux travaux thermochimiques effectués par MM. Berthelot, Favre et Silbermam, Thomsen, etc.

Il est facile, en outre, de constater que cette eau minérale laisse déposer des carbonates de chaux et de magnésie quand on la fait bouillir en ayant soin de remplacer l'eau qui s'évapore par une quantité égale d'eau distillée. On peut constater en outre, comme l'a fait la Commission des eaux minérales de l'Académie de médecine, que le carbonate de magnésie est plus abondant que le carbonate de chaux.

Nous avons vu qu'il en est de même pour le sédiment ferrugineux abandonné par l'eau sur son parcours. On peut s'assurer, en outre, que l'eau minérale concentrée, après avoir laissé déposer beaucoup de sulfate de chaux fournit une eau mère d'où l'on peut retirer par une nouvelle concentration du sulfate de magnésie cristallisé.

Il résulte de ce qui précède que l'eau des nouvelles sources d'Aulus est exactement de la même nature que celle des anciennes sources, et que ses propriétés thérapeutiques doivent être les mêmes.

Je me propose de compléter cette première étude par des recherches qui porteront sur toutes les sources d'Aulus et auront pour but la constatation de l'existence dans les eaux de cette station de divers corps qui pourraient n'y exister qu'en très-faible proportion, et dont la découverte exigerait l'emploi d'une quantité d'eau plus considérable que celle sur laquelle j'ai opéré (50 litres).

J'aurai l'honneur de communiquer plus tard à la Société les résultats de ce travail.

Toulouse, Imp. Douladoure.

www.ingramcontent.com/pod-product-compliance
Lightning Source LLC
LaVergne TN
LVHW010840180726
843502LV00009B/3674